RÉPUBLIQUE FRANÇAISE

CONSEIL MUNICIPAL DE LA COMMUNE D'AUCH

COMMISSION D'HYGIÈNE

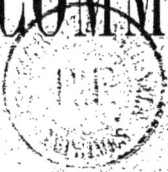

RAPPORT

sur les Causes d'Insalubrité de la Ville d'Auch,

PRÉSENTÉ PAR

M. LE DOCTEUR SAMALENS,

dans la SÉANCE du 9 Septembre 1884.

AUCH

J. CAPIN, IMPRIMEUR DE LA PRÉFECTURE

—

1884

DES CAUSES
D'INSALUBRITÉ DE LA VILLE D'AUCH

Rapport présenté au Conseil municipal par M. Samalens, au nom de la Commission d'Hygiène, composée de MM. Brux-Amade, Cassaignard, Carlier, Daubas, Fontanier, Péralo, Samalens, Sancet, Sentex.

MESSIEURS,

La Commission composée de neuf membres, que vous avez nommée à l'effet de rechercher les causes d'insalubrité pouvant exister dans notre ville sous le rapport de la tenue ou des conditions défectueuses des rues, des logements, des établissements communaux et industriels, des ruisseaux et égouts, enfin des eaux potables, s'est livrée à de minutieuses recherches dans les divers quartiers du centre et de la banlieue. Mes collègues, sans doute eu égard à mon privilège peu enviable de Doyen des Docteurs en médecine, eu égard aussi à mon titre rarement envié de Vétéran revenu dans le Conseil municipal, m'ont confié la délicate mission de faire connaître dans un rapport, le résultat de nos constatations, et, de soumettre à l'approbation du Conseil les travaux à exécuter pour mettre la population, le plus possible, à l'abri des maladies endémiques ou épidémiques.

Désireux de vous rendre un compte exact du travail de la Commission, il m'a semblé que je ne pouvais mieux faire que de suivre l'ordre de nos tournées d'inspection, en donnant un aperçu succinct de ce que nous avons reconnu être insalubre dans les divers quartiers et établissements visités. Ainsi présenté, mon rapport semblera peut-être manquer d'ordre, tout en paraissant probablement un peu long, mais il permettra à chacun de vous de suppléer à des omissions inévitables, car il n'était pas possible à la Commission de tout voir. Du reste, cette question essentielle d'Hygiène publique ne cessera pendant longtemps d'être à l'ordre du jour des délibérations du Conseil.

Hôtel-de-Ville et quartier de la Préfecture. — Lors de la première réunion du Conseil municipal actuel, vous devez vous rappeler qu'un vœu fut émis, qui tendait à tenir dans un meilleur état de propreté les urinoirs de la ville, notamment ceux qui sont situés à l'entrée de la rue de l'Oratoire et ceux de la cour de l'Hôtel-de-Ville, et à les désinfecter avec une solution de sulfate de fer. Depuis ce jour la Municipalité s'est montrée très soigneuse de faire exécuter cette mesure hygiénique. De plus, pour faire disparaître les émanations des locaux à côté de la prison municipale, un appareil désinfectant à bascule, système Rougier-Mothe, n'a pas tardé à y être placé.

Ce sont là d'excellentes précautions sanitaires, dont nous devons conseiller l'adoption et la mise en pratique chez tous les particuliers.

En visitant les rues Porteneuve, Dessoles, Mazagram, la Commission a constaté que les établissements industriels, les maisons de commerce auxquelles de nombreux employés sont attachés, et aussi les cafés, laissaient bien à désirer sous ce rapport.

Par exemple, il est d'une extrême urgence qu'à l'Hôtel de la Préfecture où, à l'époque des examens, deux fois par an, du matin au soir, et pendant plusieurs jours, sont réunis des jeunes gens et des jeunes personnes en très grand nombre, les locaux du bas de l'escalier soient munis au plus tôt d'appareils de désinfection convenables.

Le quartier Saint-Orens. — Quelques rues de ce quartier n'ont pas de canal souterrain d'écoulement. Aussi les eaux ménagères des éviers stagnent dans les rigoles avec des détritus végétaux de toutes sortes. Ainsi sont les rues Lasmezas et d'Embaquette.

Les rues pourvues d'un égout ont l'inconvénient de recevoir des émanations méphitiques par des regards sans clapet. Ainsi, il existe des bouches d'égout à l'entrée de la place Saint-Orens, rue Gambetta, au bas de la rue du Pouy, place Villaret-Joyeuse, rue du Prieuré, place du Puits-Mothe. La plupart de ces regards répandent une odeur repoussante, notamment ceux qui sont les plus rapprochés de la rivière, et surtout à la suite des pluie d'orage.

La rue de Sénéchal n'a probablement ni égout ni canal. Les éviers et les latrines (depuis la maison de M. Bernés jusqu'à la maison Quéhan) se déversent dans une ruelle située au nord des maisons. Dans cette ruelle, sans issue, où grouillent en plein jour quantité de gros rats, croupissent des eaux et des immondices en putréfaction. C'est là ce qu'on appelle une venelle, véritable cloaque que nous verrons exister sur d'autres points de la ville, et qu'il importe de faire disparaitre au plus tôt, dans l'intérêt de la santé publique. Quelques maisons de la rue d'Embaquette n'ont pas de latrines. Les locataires pour leurs besoins, nous ont dit *aller à la campagne*, réponse qui explique le dépôt permanent d'ordures dans cette rue ainsi que sur les quais, près du pont de la Treille.

Quartier de la Treille. — Les rues Saint-Clair, Saint-Paul, Saint-Médard, dépourvues de canal souterrain, reçoivent les eaux des éviers dans les rigoles. Elles sont, par suite, mal tenues. Plusieurs maisons habitées par des colonies hispaniques n'ont pas de latrines, ou bien les locaux sont avec fosses dont on néglige de faire la vidange. Ainsi, la maison située à l'angle ouest des rues Saint-Paul et Saint-Médard a été abandonnée par les locataires, les matières d'une fosse, située dans la cave, se répandaient à travers les fissures des murs jusqu'au premier étage.

Dans ce quartier se trouvent deux venelles, dont l'une a de grandes proportions : c'est un large fossé à découvert, commençant à la maison Daroles, se dirigeant vers la rue Saint-Clair qu'elle longe parallèlement et descendant dans le sens de la rue Saint-Paul pour se déverser dans l'égout de la rue de la Treille. Dans ce cloaque les eaux et immondices des étages inférieurs et supérieurs d'un grand nombre de maisons sont jetées sans aucun canal de descente. L'autre venelle est le réceptacle des latrines des maisons entre le quai, les rues Tourterelle, Saint-François et Marteron. Non moins infecte que la précédente, elle se déverse dans l'aqueduc de la rue Marteron. Vers le milieu de cette rue, l'aqueduc reçoit les eaux d'écoulement de plusieurs autres rues, par un regard de très petite dimension placé au point le plus bas de ce quartier, ce qui fait que lors des moindres inondations les eaux refluent en entraînant les immondices de l'égout jusques dans les maisons voisines, d'où elles ne se retirent ensuite que difficilement dans la rivière. C'est là une cause d'infection maremmatique bien dangereuse pour la population.

Bien d'autres conditions d'insalubrité sont à constater dans le quartier de la Treille. Il y existe de nombreuses bouches d'égout avec une simple grille, par exemple rue de la Treille, au coin de la caserne, rue Saint-François, sous le mur d'enceinte du quartier, et tout le long du ruisseau de Juillan, sur lequel des lieux en planche sont établis à partir du petit quartier jusqu'au bureau d'octroi. De plus, la Commission a découvert quantité de lapinières et de porcheries, rue Saint-Paul, rue Saint-Médard, dans la maison Cazalas, et vers le milieu de la rue Saint-Paul une chambre humide et infecte, appartenant à un volailler, et remplie de cages qui, depuis longtemps, n'ont pas été débarrassées de leur colombine. Ajoutons enfin que les latrines de l'angle sud-est de la caserne de cavalerie, très certainement non pourvues de soupapes, répandent une odeur méphitique, insupportable pour les maisons voisines.

En somme, la Treille est un quartier insalubre et dangereux sous bien des points de vue.

Pont de la Treille. — Les abords et le dessous de ce pont, qui ne sont pas recouverts d'eau, sont dans un état permanent de malpropreté et d'infection à cause des habitudes de toute la colonie nomade, soit de la Treille, soit des autres bas quartiers, d'aller y déposer des ordures même en plein jour. Il est de toute nécessité d'établir sur ce point des latrines publiques dans le mur de soutènement du quai. En attendant des nettoyages et arrosages seront faits d'urgence aux frais de la ville, bien que ce terrain appartienne aux ponts et chaussées.

Quartier de la Patte-d'Oie. — Trois foyers ou cloaques d'infection compromettent la salubrité de ce quartier, savoir :

1° Un fossé tout à fait à découvert, commençant à la maison Révollat, route de Fleurance, se continuant à travers les jardins jusqu'au nord de la maison du docteur Verdier ; ce fossé reçoit les eaux et immondices de l'égout qui, à partir du jardin Luquet, descend la route de Toulouse, puis la place de Strasbourg et la route d'Agen, jusqu'au magasin de la veuve Pellegrin, en face de la maison Révollat. Là existe une bouche d'égout sans clapet, que les voisins tiennent recouverte de nattes pour se préserver des émanations méphitiques.

2° Le second cloaque est encore un fossé, s'étendant sur une très grande longueur et faisant suite à l'aqueduc qui commence à la tannerie Daste pour aboutir à l'entrée est du quartier de cavalerie. De ce point, ce fossé où se déversent les eaux de la tannerie Daste et les latrines de la caserne, longe le mur d'enceinte, encaissé par un canal maçonné, mais à découvert, jusqu'à la rencontre du chemin dit des Mangounets. Depuis ce chemin jusqu'au Gers, c'est-à-dire sur une longueur de 150 mètres, ce fossé mal endigué fait couler son trop plein d'immondices sur le chemin, en exhalant des émanations fétides.

Le trop plein de ce fossé provient d'un barrage qu'un jardinier a établi vis-à-vis de sa maison afin d'irriguer son jardin et aussi une prairie, que cet engrais rend remarquablement verte pour cette époque de sécheresse (fin juillet). Au nord de cette prairie se trouve un fossé plus large ou plutôt un petit ruisseau, qui nous semble devoir être le véritable lit d'écoulement de ces eaux et immondices. C'est une question qui doit être étudiée, après une enquête, par la Commission de la voirie.

Ce cloaque infect, la Commission a été unanime à reconnaître l'urgence de le recouvrir d'un aqueduc en maçonnerie. Pour le moment, à cause du danger qui résulterait de la vidange de ce fossé pendant les chaleurs, elle juge opportun les mesures suivantes :

1° Lever le barrage, afin de faciliter l'écoulement des eaux dans le Gers ;

2° Répandre dans ce fossé des corps désinfectants, tels que poudre de sulfate de fer, ou bien une couche de chaux, de charbon et de plâtre.

A l'extrémité du chemin des Mangounets, la Commission a signalé encore un dépôt énorme de fumiers, qui proviennent du quartier de cavalerie et qu'il serait urgent de faire enlever.

Le troisième cloaque de la Patte-d'Oie est le fossé situé près de l'église Saint-Paul, faisant suite aux égouts de la rue Blazy et de la route de Toulouse, depuis la brasserie Bourdil et l'usine à gaz. Ce fossé, sur une longueur d'environ 50 mètres, est entièrement rempli d'immondices, et constitue une cause d'insalubrité d'autant plus dangereux, qu'il y a là tous les jours agglomération de population, provenant du voisinage de l'église et des trois écoles, et du passage des personnes se rendant à la gare. Comme il serait très imprudent de vider actuellement ce fossé, l'Administration des ponts et chaussées a été avisée de faire répandre des poudres désinfectantes, ce qu'elle s'est empressée d'exécuter aussitôt.

Quartier de l'Hôpital, de l'Asile d'aliénés et du quai des Marronniers. — Des causes permanentes d'insalubrité sont dues ici au voisinage du Lastran, ruisseau où croupissent dans les temps de sécheresse, les eaux des lavoirs de l'Asile et les immondices de l'Hôpital. Les berges de ce ruisseau sont, en outre, journellement souillées des déjections provenant des promeneurs ou des bohémiens-gitanos, logeant dans des voitures et auxquels on a assigné le quai des Marronniers comme lieu de stationnement et de séjour.

Il sera bien difficile, si non impossible de faire disparaître ces foyers d'infection, à moins de recouvrir le Lastran d'un aqueduc depuis la rue de ce nom jusqu'à l'embouchure du ruisseau, près de la passerelle, mais ce projet serait fort coûteux à réaliser.

Il y aurait peut être un moyen qui me semblerait préférable, pourvu toutefois que la pente du terrain le permette (projet à étudier par la Commission de la voirie). Ce serait de détourner le Lastran à partir du chemin latéral de la gare, de le conduire à travers les jardins à l'est de l'Asile, à travers l'ancien cimetière, puis de le diriger par la rue récemment ouverte au midi de l'église Saint-Paul, de lui faire suivre ensuite la route de Lombez, traverser la Patte-d'Oie et descendre la route d'Agen jusqu'à la rencontre du ruisseau du Haget.

On assainirait ainsi les quartiers de l'Asile, de l'Hôpital, du quai des Marronniers, de la Patte-d'Oie, en faisant disparaître les causes d'insalubrité tenant aux cloaques, et peut-être bien qu'on les préserverait ainsi tout à fait des dangers des inondations.

Les Ponts et chaussées, le Conseil général, l'Etat, devraient aider la ville dans l'exécution de ces grands travaux.

Quartiers des rues Saint-Pierre, Montébello, du Barry et Saint-Jacques. — Dans ces rues, situées à proximité de la rivière et du ruisseau d'Embaquès, les émanations méphitiques des égouts sont portées par les vents du sud-est à travers les regards dépourvus de clapet, regards qui existent en grand nombre rue Saint-Pierre, place de la Maure, aux Embarats, places du Quillé et Saint-Jacques.

Dans les rues du Barry et Saint-Jacques les maisons sont surtout infectées à cause de la communication à peu près directe des locaux avec les égouts qui descendent des rues d'Etigny et d'Espagne, et surtout avec le ruisseau d'Embaquès qui est le grand égout collecteur de la moitié sud de la ville.

De plus, plusieurs venelles où aboutissent les latrines des maisons placées en contre-haut des pousterles, compromettent la salubrité de ces bas-quartiers ; elles se trouvent en-dessous de la terrasse de M. Croizet, au couchant de la vieille pousterle, au couchant du jardin du presbytère, au couchant de la rue Saint-Jacques. Ces venelles, par leur exposition au midi et à cause des fermentations rapides qui s'y produisent en été, ne peuvent qu'entrainer de bien grands dangers en temps d'épidémie.

Ruisseau d'Embaqués. — Ce ruisseau, recouvert il y a quelques années, à partir du pont dit Tourangeau au fond de la rue d'Etigny jusques vis-à-vis la fontaine du Caillou, reçoit près de l'ouverture de cet aqueduc les immondices d'un des principaux égouts de la ville celui où aboutissent les latrines du Séminaire, de la Mairie, de tous les quartiers de la Mairie, des maisons à l'ouest de la rue d'Etigny et de la rue Alin.

En amont de l'ouverture de son aqueduc jusques au lavoir situé à 50 mètres plus au couchant, ce ruisseau est trans-formé en un cloaque infect, tout à côté de deux chemins fréquentés, où passent bien des habitants d'Embaqués et de la rue de Metz, pour aller au lavoir, ou puiser de l'eau à la fontaine du caillou.

Aussi la Commission a-t-elle été unanime à reconnaitre l'urgence de prolonger l'aqueduc sur le ruisseau d'Embaqués jusques au coin de la maison placée au coin du lavoir.

Quartier du Lycée, de la Maison de Charité et des Frères, — En raison du grand nombre de passagers, de promeneurs et surtout d'élèves qui y stationnent entre les classes, la Commission a reconnu la nécessité que des uri-noirs publics soient établis sur la place Salinis,

Au Lycée, les cours, les couloirs, les cuisines avec leurs dépendances, ont été trouvés en parfait état de propreté. Les dortoirs, les salles destinées à recevoir en même temps plu-sieurs divisions d'élèves, telles que les classes d'histoire, de chimie, de physique, d'histoire naturelle, enfin le gymnase, sont des endroits spacieux et bien aérés. Cet établissement qui est placé dans une exposition admirable, n'a qu'un côté défectueux, c'est la mauvaise installation des locaux, soit dans la petite cour en face l'escalier principal, soit dans la cour dite d'honneur, près de l'entrée de la chapelle; les premiers, communiquent avec l'égout de la rue du lycée et répandent des exhalaisons malsaines dans le principal couloir, dans les chambres des maîtres et jusques dans les chambres de la lingerie; on a dû les supprimer actuellement dans le but de prévenir tout danger de maladies, en attendant que l'Administration ait décidé le placement d'appareils spéciaux de désinfection; quant aux seconds, on pourrait faire disparaître la fosse infecte placée au dessous, en construisant un canal qui passant par les caves irait aboutir à l'égout de la rue d'Espagne, et ainsi se trouverait assainie la cour dite d'honneur qui manque d'air à cause de l'élévation des batiments qui l'entourent, cour qui est parfois utilisée pour la récréation des élèves.

Enfin, il est également nécessaire d'empêcher les émanations des locaux de la grande cour du midi, en y plaçant aussi des appareils inodores.

La maison de Charité est un établissement modèle, d'ordre et de propreté. La salle d'asile, les classes communales reçoivent l'air et le jour par de larges ouvertures. Mais ici encore la salubrité est compromise par des lieux infects, placés au coin de la principale cour, c'est-à-dire dans un espace clos entouré de constructions très hautes, ce qui rend le renouvellement de l'air bien difficile. Or, tout autour des locaux se trouvent les préaux et les salles de récréation, où les enfants en très grand nombre, passent une partie de la journée.

Ce qui indique bien la grande urgence de placer au plus tôt des appareils de désinfection.

Signalons de plus, près de la porte d'entrée de cet établissement, dans la seule voie qui y donne accès, que traversent tous les jours plusieurs centaines d'enfants, une très large bouche d'égout par où s'échappent les effluves des bas quartiers; ce regard doit être muni au plus tôt d'un clapet protecteur.

L'école des Frères présente les mêmes causes d'insalu-

2

brité : Au coin de la cour de récréation, au-dessous des croisées des classes, sont placés des locaux mal tenus, communiquant avec une grande fosse creusée presque à moitié pousterle du sud, ce qui en rend la vidange difficile et dangereuse. Lors des prochains travaux de réparation de cette pousterle, ne pourrait-on pas faire disparaître cette fosse, en établissant un canal qui aboutirait à l'égout de la rue du Barry ?

Place aux Herbes. — Tout autour de ce marché des regards d'égout existent sans aucune soupape. De plus, les eaux croupissent dans les flaches des rigoles. Le pavé doit être relevé sur plusieurs points, surtout près des regards.

Les stalles de volallières et des bouchers ont été trouvées en général dans un état d'entretien peu satisfaisant ; on y voit des déchets de plumes, des débris d'abatis, et les crochets des étals sont enduits de rouille et de corps gras. Des caisses où sont renfermés les légumes, les volailles que l'on n'a pas pu vendre, sont placées un peu partout, de sorte qu'un balayage complet du Marché est impossible. Des balayures avec des débris de végétaux obstruent complètement les ouvertures grillées destinées à donner du jour aux caves de l'étage inférieur.

La propreté de ces caves laisse bien à désirer. Les allées et les loges servant au dépôt des marchandises n'ont pas été balayées depuis longtemps. Partout on voit de la poussière et des toiles d'araignée. Les augets placés en dessous des jours grillés supérieurs n'ont pas été vidés depuis bien longtemps, peut-être jamais, et la Commission se demande pourquoi ces jours ont été établis et s'il ne serait pas préférable de les supprimer.

Les deux locaux d'aisance en dessous du marché, établis dans un noir souterrain, sont empoisonnés de miasmes des égouts voisins. Y a-t-il des personnes, quelque pressant que soit le besoin, qui osent s'y rendre ? Très peu probablement, car la porte d'un des locaux est condamnée depuis longtemps, et la Commission qui a voulu tout visiter, a eu quelque peine à se faire ouvrir la seconde porte.

Votre rapporteur s'est demandé (et la Commission partage

cet avis) s'il ne conviendrait pas de supprimer ces locaux malsains et incommodes et de les remplacer par un chalet de salubrité plus engageant, pourvu d'appareils avec réservoirs d'eau, où l'on prendrait l'habitude d'aller moyennant rétribution comme cela a lieu dans les gares et dans plusieurs villes. L'emplacement ferait peut-être défaut autour du Marché aux herbes, mais on pourrait le trouver non loin de là, par exemple sur la place du Marché aux chevaux, près des abreuvoirs. Les alentours de la promenade d'Etigny y gagneraient très certainement sous le rapport de la bonne tenue, et au Marché aux herbes on mettrait fin à l'écoulement intermittent des liquides qui sortent des stalles, à la grande surprise, non des voisins bien renseignés, mais des passants qui se demandent d'où peuvent venir *tant de petites sources.*

ÉTABLISSEMENTS INSALUBRES

Abattoir public. — De prime abord cet établissement paraît très bien tenu. Le pavillon central, dont le sol est bien cimenté dont les ouvertures sont très larges a été pourvu de tuyaux nombreux par où s'écoule l'eau en abondance. Mais au fond de ce pavillon se voient deux escaliers à pic, de 4 à 5 mètres de hauteur, vrai casse-cou conduisant à deux galeries qui aboutissent aux combles divisés en trois galetas.

· La Commission, dont le devoir est de tout inspecter n'hésite pas à escalader ce point de vue d'un bien difficile accès. Nous n'avons pas été peu surpris de trouver là de véritables charniers, couverts de larves de mouches, consistant en des amas de suif et d'ossements plus ou moins frais, des têtes entières de mouton et d'agneau, se desséchant en plein air, et répandant des odeurs asphyxiantes.

Dans notre fuite rapide et pour éviter une chute, nous avons dû descendre à reculons cet escalier dont les marches, les barreaux et les rampes sont fort gluants, ce qui prouve qu'on n'a jamais pris le soin de les frotter ni de les laver ; aussi la Commission estime-t-elle que les deux escaliers ainsi que les combles de l'abattoir peuvent être supprimés ou tout au moins prohibés.

Dans un des pavillons latéraux, sous les combles, nous avons vu un semblable dépôt d'os ainsi qu'une grande quantité de sang desséché.

De plus, les écuries et les étables sur les côtés de la cour ne sont pas assez souvent nettoyées.

En dehors de la cour, sur les berges du Gers, sont des fumiers éparpillés sur lesquels se décomposent en plein soleil des débris de viscères que l'on y jette journellement.

Enfin, au nord et au midi de l'abattoir, tout le long des murs extérieurs existent des fossés destinés à recevoir les eaux et le sang des pavillons latéraux, et on voit là des os et des pieds de mouton, ainsi que beaucoup d'immondices.

Tel est l'abattoir que la Commission déclare avoir trouvé dans des conditions déplorables de salubrité.

Elle est d'avis que le Règlement en soit au plutôt révisé afin d'y bien spécifier que tous débris d'animaux seront enlevés, aussitôt après l'abattage, ainsi que les fumiers des étables et ceux placés en dehors de l'établissement ; il est de la plus grande urgence de transformer en aqueducs les fossés extérieurs jusque dans la rivière.

Tannerie de M. Daste. — En passant sur la route de Fleurance, on sent parfois auprès de cette tannerie, une odeur *sui generis* provenant des cuirs frais sur lesquels on a répandu du sel à profusion, dans une pièce appelée saloir. C'est une grande chambre, carrelée, très humide, qui a son entrée dans le jardin et trois larges fenêtres sur la route de Fleurance, fenêtres garnies de croisées qui ne sont pas hermétiquement fermées, de sorte que les émanations de matières organiques en décomposition se dégageant des cuirs laissés plus ou moins longtemps dans le sel, se répandent au dehors.

La Commission a recommandé à M. Daste l'exécution des mesures déjà prescrites par le Conseil d'hygiène, il y a 3 ans :

1° Condamner les trois fenêtres sur la rue ;

2° Construire deux cheminées d'appel avec tuyaux s'élevant

de plusieurs mètres au-dessus du toit, afin de faciliter le renouvellement de l'air dans le saloir, et de porter très haut dans l'atmosphère l'air vicié par des émanations organiques.

Tannerie de M. Cahuzac. — Récemment bâtie à proximité du Gers, on pourrait presque dire dans la rivière, cet établissement ne pourra que se trouver dans de bonnes conditions de propreté et de salubrité puisque l'eau, grâce à une machine à vapeur, y sera bientôt déversée en abondance.

En dehors d'un amas de fumier, de bourres et de crins, à côté de l'escalier qui descend dans le Gers, la Commission n'a constaté que des odeurs spéciales à la macération plus ou moins avancée des peaux dans de grandes cuves en bois remplies d'eau et de tan.

Ces grandes cuves en bois sont un perfectionnement sur les fosses bâties, il est plus facile de les nettoyer. Ne pourrait-on pas tenir sur chacune un couvercle afin d'empêcher l'air de se charger des émanations spéciales à cette industrie, qui ne sont pas toujours et pour tous également agréables à respirer ?

Mégisserie de M. Fabre. — La recommandation de recouvrir d'un couvercle les cuves serait ici mieux applicable car les substances manipulées sont d'avantage putrescibles, et cette industrie est encore moins agréablement odorante. La santé publique y est intéressée, et principalement celle des ouvriers, malgré leur accoutumance.

Dans un coin de l'atelier, sont déposées en plein air des peaux soumises à la salaison. M. Fabre nous a déclaré ne les avoir préparées qu'éventuellement pour un tanneur des environs.

La Commission donne avis d'affecter une pièce spéciale pour un saloir, dans les conditions mentionnées ci-dessus si cet industriel doit continuer cette préparation.

Ferme du Couloumé. — Exploitation agricole par l'engrais humain. — Dans l'allée qui conduit à la ferme du Couloumé, et dans les prairies de cette ferme, on voit en très grand nombre des futailles, qui ont servi au transport de la vidange. Quelques-unes n'ont pas encore été vidées, et près de l'écurie se trouve une fosse entièrement remplie d'engrais et qui n'est nullement recouverte. C'est le matin de bonne heure et quelquefois le soir, nous dit le domestique-chef, que l'épandage a lieu, plusieurs fois par semaine, dans les prairies de la ferme. Puis, les futailles sont abandonnées en plein air, au soleil, sans que leurs orifices soient obturés. Ainsi mal entretenu, le matériel quand il sert de nouveau, ne peut que laisser écouler des liquides putrescibles sur la voie publique. Mais c'est surtout l'épandage dans les prairies, qui vicie l'air et constitue un danger pour la salubrité publique. Plusieurs voisins et quelques passagers viennent trouver la Commission près de la grande route et lui affirment que cet épandage doit être qualifié d'entreprise pestilentielle dont sont incommodés et quelquefois malades les habitants des hameaux environnants à plusieurs kilomètres de distance.

A l'unanimité, la Commission reconnaît que l'exploitation de la ferme du Couloumé par l'engrais humain, constitue une industrie des plus insalubres et qu'à cause de la proximité de la ville et du voisinage d'une route nationale, très fréquentée, il est urgent de la faire cesser. Séance tenante, mandat est donné par M. le Maire à M. le commissaire présent de faire appeler le propriétaire de la ferme et de lui signifier notre décision.

Ferme du petit Grison.—Le propriétaire de cette ferme, M. Porterie, transporte de l'abattoir le sang, les fientes, les débris des viscères des animaux qu'il y abat, et il les mêle aux fumiers de son étable. Ce compost se fait derrière la maison, sur un point qui pourrait être un peu plus éloigné de la route de Toulouse ; il n'exhale point d'ailleurs d'odeurs malsaines. Nous recommandons de couvrir de terre les diverses couches de ce compost, et en outre d'entourer le fumier d'une clôture, dans le but d'empêcher les animaux de mettre à découvert et d'éparpiller les dépôts organiques, dont la putréfaction à l'air libre serait dangereuse, en premier lieu pour le propriétaire lui-même.

Pourquoi les autres bouchers de la ville n'imitent-ils pas le sieur Porterie, au lieu de laisser se perdre à l'abattoir ou dans la rivière le sang et autres déchets organiques.

Magasins de chiffons. — Le nommé Bastien, rue du Pont National, MM. Latrille et Laporte, rue de Mirande, ont dans leurs magasins un stock considérable de chiffons, soit en ballots, soit en tas, dont plusieurs ouvrières font le triage. Ces industriels ont en ce moment de grandes difficultés pour écouler leurs marchandises qu'ils prétendent être en baisse. Nous leur conseillons de désinfecter leurs magasins en y plaçant des vases contenant du chlorure de chaux et en faisant des arrosages fréquents sur le sol avec cette solution. M. le commissaire est chargé de surveiller l'exécution de cette mesure et de faire disparaître les dépôts quelconques d'os chez tous les chiffonniers.

Porcherie du sieur Latrille. — Au couchant de la caserne d'infanterie, dans un jardin situé entre la route de Mirande et le ruisseau de la Pause, à 30 mètres environ de la route, se trouve un parc à cochons établi sur un plancher d'une surface de 50 à 60 mètres carrés et divisé en deux parties. L'une est formée de loges avec toit, l'autre constitué de petites cours où les animaux de différentes tailles viennent manger les résidus de soupes, viandes et os de la caserne. Ce parc renferme plus de 30 de ces animaux. Une excavation existe en dessous du plancher pour recevoir le purin qui se ramasse dans une grande fosse qui est vidée tous les jours. Ce purin sert d'engrais aux champs et au jardin de cette petite propriété.

La Commission estime à l'unanimité que cette industrie, à cause tant de la proximité de la route de Mirande que du voisinage de la caserne, est de nature très insalubre et qu'il y a urgence d'exiger qu'elle soit transportée plus loin en plein champ, et au moins à 200 mètres de la route.

Baignade du moulin de Saint-Martin. — En con-

tinuant ses recherches sur d'autres parcs signalés du
côté du moulin de Saint-Martin, la Commission se dirige
vers la baignade, non pour y prendre un bain (ce dont elle
aurait eu grand besoin) mais pour voir ce qui s'y passe. Il y a
là 100 à 150 baigneurs. Mais en dehors de la baignade, sur
un petit monticule, on voit 20 à 30 jeunes gens ou enfants,
dont l'attention ne cesse d'être fixée sur le dessous des meules
du moulin. C'est qu'il y a là plusieurs femmes prenant un
bain de rivière. Bientôt l'une d'elles sort de l'eau avec son
costume de bain qu'elle laisse tomber, toutefois après s'être
enveloppée d'un peignoir, avec lequel elle s'essuie avec assez
de désinvolture, au milieu des enfants qui se sont rapprochés
d'elle pour mieux la voir.

Imbue de l'adage des anciens :

Maxima debetur puero reverentia

le plus grand respect est due à l'enfance, la Commission,
afin d'empêcher le renouvellement de semblables exemples
d'indécence, d'effronterie et d'impudicité est d'avis que prohibition soit faite pour les femmes de se baigner en plein jour
au moulin de Saint-Martin.

Comment n'y a-t-il pas, sur le Gers, pendant l'été, un établissement de bains froids en planches, affectés spécialement
aux dames ? Avis aux chercheurs d'entreprises.

EAUX POTABLES

Composées du mélange de l'eau du Gers avec les sources
de Carlès et de Péjoulin, nos eaux potables sont tenues en
réserve dans les bassins de Lescat et de l'Oratoire. Elles sont
ensuite distribuées dans toute la ville après avoir été filtrées
à travers des couches de charbon et de sable fin.

En visitant ces deux réservoirs, la Commission a pris soin
de bien se rendre compte des substances qui composent les
filtres, et elle a pu constater leur bonne qualité, le bon état
de leur entretien ainsi que la facilité des opérations de leur
lavage.

L'eau, soumise à une analyse chimique, ne renferme qu'une

minime quantité de corps organiques puisqu'elle ne marque que 20 à 25' à l'hydrotimètre de Boutron et Boudet.

Cette absence de corps organiques étant la condition essentielle d'une eau potable, la Commission estime qu'on ne continuera de l'obtenir qu'en faisant exercer par des rondes de police, une surveillance active de la rivière depuis le moulin de Saint-Martin jusqu'à la distance de quelques kilomètres plus en amont, afin d'empêcher que le rejet de détritus d'aucune sorte ne s'y produise. Or, l'été dernier, c'est-à-dire durant les journées de grandes chaleurs de juillet et août, on m'a assuré que des animaux morts en pleine putréfaction, ont surnagé pendant plusieurs jours près de l'embouchure du Moulias.

D'un autre côté, plusieurs baigneurs ont recommencé l'habitude de prendre leur bain froid au-dessus de la digue du Garros. Enfin, ce qui m'a semblé et ce que j'ai pensé devoir vous signaler comme tout à fait anti-hygiénique au point de vue de la pureté de l'eau de la rivière, c'est le dépôt des balayures de la ville dans un champ en pente près de l'embouchure du Moulias. Or, à la suite de pluies un peu abondantes, il doit forcément résulter que des lavages seront opérés dans ces amas de fumiers surchargés de matières organiques en décomposition et que ces eaux impures iront se mêler à l'eau de la rivière sur un point qui n'est pas très éloigné de nos béliers hydrauliques.

Une mesure urgente (proposée par la Commission) serait donc de faire enlever ces fumiers, et d'obliger l'entrepreneur à chercher un autre lieu de dépôt pour les balayures de la ville.

C'est dans ce même but de préserver de toute viciation l'eau de la rivière, qu'il y a lieu de se demander si l'on ne doit pas empêcher l'exploitation par engrais organiques, des jardins avoisinant le ruisseau qui est situé au midi de la caserne d'infanterie.

Fontaines du Caillou, de Roquelaure, de Juillan.
— La Commission a jugé également utile de faire analyser et de connaître exactement la composition de l'eau des fontaines

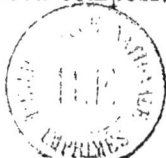

où s'alimentent les bas quartiers d'Embaquès, du chemin de Roquelaure, de Juillan.

L'eau de la fontaine du Caillou marque 45 1/2 à l'hydrotémètre, elle contient donc beaucoup de matières organiques, ce qui s'explique par les infiltrations qui proviennent du cloaque que nous avons signalé dans le ruisseau d'Embaquès dont cette fontaine n'est séparée que par un chemin ayant tout au plus deux mètres. Elle est, de plus, séléniteuse, c'est-à-dire chargée de sels de sulfate de chaux (ou plâtre), ce qui la rend impropre à la cuisson des légumes et même des viandes. Cette eau ne devrait donc être utilisée ni pour l'alimentation, ni pour les usages culinaires.

La fontaine du chemin de Roquelaure, située au coin de la place où sont les fumiers des casernes, contient un peu moins de corps organiques, elle ne marque que 34' à l'hydrotémètre. Elle n'est pas très bonne pour l'alimentation puisqu'elle ne devrait pas dépasser 30'. En outre, elle contient des sels de carbonate de chaux, lesquels sont un peu moins nuisibles que ceux de sulfate. A défaut d'autres, conclut le chimiste-expert, elle peut être utilisée pour l'usage alimentaire.

La fontaine de Juillan, analysée il y a deux ans à l'occasion d'une épidémie de fièvre typhoïde qui sévissait dans ce quartier fut trouvée fortement surchargée de corps organiques, ce que l'on doit attribuer au déplacement de l'égout collecteur des eaux et immondices de la Gendarmerie, de la Banque, des rues de la Préfecture et Bazillac. Cet égout descend le boulevard de Roquelaure et avoisine les réservoirs de la fontaine de Juillan dans lequel se produisent des infiltrations. Depuis deux ans, prohibition a été faite de se servir de cette eau pour les usages alimentaires.

Les habitants du quartier de Juillan prétendent qu'en cimentant le radier et les murs latéraux de l'égout, on empêcherait les infiltrations et qu'on rendrait aussi de nouveau, l'eau potable. C'est là une question qui mérite d'être étudiée et jugée par la Commission de la voirie. Cette étude servira, d'ailleurs, à l'application du même procédé, lorsque le ruisseau d'Embaquès sera transformé en aqueduc vis-à-vis la fontaine du Caillou. Notre ville n'est pas pourvue d'une assez grande quantité d'eau, il serait par conséquent très utile de pouvoir conserver deux sources très abondantes, dont l'eau a été réputée pendant longtemps de première qualité comme eau potable.

MESSIEURS,

Si j'ai donné à mon rapport d'aussi longs développements, c'est pour vout convaincre de l'urgente nécessité d'entreprendre des travaux d'assainissement dans notre ville, si nous voulons prévenir le développement des maladies infectieuses qui pourraient prendre un caractère épidémique, sous l'influence des causes multiples d'insalubrité que je vous ai exposées telles qu'il a été donné à la Commission d'Hygiène de les constater.

En résumé, les causes d'insalubrité se rapportent aux quatre groupes suivants :

1º *Mauvais état des rues :* Les eaux ménagères des éviers stagnent dans plusieurs de nos rues, par le fait de l'absence de canaux souterrains ainsi que de la formation de flaches dans les rigoles, surtout aux abords des bouches d'égout.

2' *Défectuosité des égouts :* Pour recevoir les eaux pluviales, les égouts de la ville présentent sur leur parcours, des bouches ou regards en très grand nombre dans les différents quartiers, et ces regards vicient l'atmosphère par les miasmes qui s'en exhalent.

3' *Venelles dans la ville et cloaques des ruisseaux :* La viciation de l'air a lieu aussi à la suite de la décomposition des immondices qui s'accumulent et croupissent dans les venelles et les cloaques.

4º Viennent enfin les établissements insalubres qui sont aussi une cause principale de la viciation atmosphérique : abattoir, porcheries, exploitation agricole et culture horticole par l'épandage d'engrais organiques dans les prairies et dans les jardins.

Pour s'opposer à l'action nocive de ces diverses causes d'insalubrité, voici les mesures que la Commission a jugées indispensables de mettre en vigueur, et les travaux qu'elle a reconnus urgents à exécuter :

1° *Rues* : Dans les rues dépourvues d'égout, établir des tuyaux de conduite destinés à recevoir les eaux des éviers, tuyaux qui aboutiraient aux égouts des rues voisines. En attendant l'établissement de cette canalisation, obliger par un arrêté les propriétaires et les locataires à balayer tous les jours le devant de leur maison et à laver la rigole de leur rue.

Relever le pavé sur tous les points où les rigoles seront affaissées, notamment aux approches des regards d'égouts.

2° *Egouts* : Placer des clapets sur les regards d'égout, afin d'empêcher autant que possible la sortie des miasmes délétères.

Prolonger les canaux des égouts vers le lit du Gers, de façon à mettre leur embouchure en dessous du niveau ordinaire de l'eau dans le bassin entre le pont Saint-Pierre et celui de la caserne de cavalerie.

Cette condition de submersion ne peut être réalisée pour les égouts des ruisseaux de Juillan et d'Embaquès, ruisseaux qui se déversent dans le Gers par une ouverture cintrée d'aqueduc s'élevant de plusieurs mètres au-dessus de l'eau. Il conviendra de placer en amont et sur un point très voisin de l'embouchure de ces égouts un clapet incliné, de façon à rendre plus difficile l'ascension des courants aériformes dans les égouts. Un regard à plaque mobile scellé hermétiquement, établi au-dessus de ces clapets inférieurs, permettra d'en surveiller le fonctionnement.

Pour mieux préserver les habitations des exhalaisons méphitiques venant des égouts, l'installation des appareils à cuvette sera conseillée chez les particuliers et rigoureusement imposée dans les établissements où se trouve un personnel nombreux, tels que les maisons d'école, les services administratifs, Préfecture, Trésorie, Postes et Télégraphes, la Prison, les Hospices et surtout les Casernes.

Des lavages fréquents devront être faits dans ces appareils afin de les désinfecter, et aussi dans le but d'entretenir un nettoyage constant dans la conduite des égouts.

3º *Venelles, Cloaques, Latrines, Urinoirs :* Il est de la plus grande urgence :

De faire disparaître les venelles, les cloaques, qui sont pour une ville des foyers d'infection au plus haut degré insalubres, par la construction de canaux maçonnés dont les frais reviendront soit aux particuliers, soit à la ville, soit aux ponts-et-chaussées ;

De recouvrir d'un aqueduc les ruisseaux d'Embaquès et du Lastran, d'étudier la possibilité de déviation de ce dernier ;

D'établir des *commodi loci publici* près du pont de la Treille, et un chalet de salubrité à proximité de la place et de la promenade ;

D'installer enfin des urinoirs plus nombreux, notamment sur la place Salinis, et de les désinfecter journellement.

4º *Etablissements insalubres :* De toute nécessité, une Commission en permanence, dite *Commission sanitaire,* prise dans le sein du Conseil municipal, sera chargée de visiter plusieurs fois par an les établissements municipaux et industriels, et de surveiller la stricte exécution des règlements qui les concernent. (Le règlement de l'abattoir doit être complètement révisé.)

Les autorisations de porcheries, d'exploitation agricole par engrais humain ne devront être accordées, pour des entreprises d'une certaine importance, que loin des centres de population. L'heure de l'épandange, ainsi que l'heure et le mode de la vidange seront bien spécifiés, avec cette réserve de pouvoir supprimer complètement ces industries et une semblable culture, en temps d'épidémie.

La Commission sanitaire sera, de plus, chargée de l'inspection des logements qu'on lui signalera comme insalubres, et de la surveillance à exercer sur la qualité des substances alimentaires, viandes, boissons, fruits, etc. Un laboratoire municipal sera installé à la Mairie pour l'analyse du lait, cet aliment de première nécessité des malades et des enfants, aliment dont la coupable falsification, trop facile pour ne pas être fréquente, réclame une surveillance de tous les jours, et mérite une répression très sévère.

Avant de terminer mon rapport dont la longueur a pour excuse l'importance de tant de sujets d'Hygiène Publique, j'éprouve le besoin de répondre à deux objections que beaucoup de personnes et peut-être quelques membres du Conseil ne vont pas manquer de faire ;

1° La ville n'est pas insalubre, dira-t-on, et la meilleure preuve, c'est que le choléra n'y est jamais venu.

On ne peut contester en effet que notre ville ne soit située dans une très belle exposition, sur les flancs d'un coteau tourné au levant, à une hauteur de 150 mètres au-dessus du niveau de la mer, et longé de chaque côté par les vallons de Baron-Juillan et d'Embaquès, perpendiculaires à la vallée assez large du Gers, dont les courbes gracieusement sinueuses se déroulent par une pente douce depuis les Pyrénées jusqu'à la Garonne. Aussi, grâce à sa position, notre ville jouit-elle de ce rare avantage d'être entourée d'une atmosphère vivifiante, sans cesse renouvelée par les vents fréquents de l'est, du sud et de l'ouest, d'où cette heureuse conséquence que les miasmes y sont dispersés presque aussitôt que formés.

Mais supposons, ce qui se voit souvent en hiver et quelquefois dans les autres saisons, une période de calme atmosphérique qui, durant plusieurs jours coïncidera avec un ciel nuageux, couvert, ne permettant pas l'échauffement par le soleil des couches inférieures de l'air et rendant plus difficile la diffusion des gaz méphytiques qu'elles contiennent. Il y aura alors danger de voir se développer les maladies infectieuses qui naissent et se propagent à la suite de la décomposition des matières organiques. C'est ainsi que surgissent la fièvre typhoïde, le typhus, la dyssenterie dans les endroits où l'air vient à être altéré et confiné par le fait de l'encombrement, c'est-à-dire par défaut d'aération, ce qui donne lieu à l'accumulation des miasmes provenant de la putréfaction des déjections humaines. C'est là ce qu'on observe malheureusement trop souvent dans les prisons, les casernes, les camps, les hôpitaux, les écoles, et même dans les maisons mal tenues où est logée une population trop dense.

De semblables conditions, si favorables à la propagation des maladies contagieuses, peuvent donc se rencontrer parfois dans notre ville, et il est rationnel de leur attribuer les épi-

démies assez nombreuses qu'il m'a été donné d'observer à
Auch depuis les débuts de ma carrière médicale, savoir : en
1857, dyssenterie dans le quartier de Saint-Pierre qui venait
d'être cruellement éprouvé par une inondation ; en 1858-59,
fièvre typhoïde dans le même quartier ; de 1861 à 1863, épidémie de croup dans les bas-quartiers du Barry, de la rue
Saint-Pierre et d'Embaqués ; en 1868-69-71, variole qui avait
débuté sur le point le plus élevé de la ville, la rue de l'Oratoire; en 1878, fièvre typhoïde dans un pensionnat important
qu'il fallut évacuer ; en 1882, fièvre typhoïde dans le quartier
de Juillan; en 1883, épidémie de scarlatine dans le lycée qu'on
dut licencier ; enfin l'hiver dernier, variole meurtrière dans
le quartier de la Treille.

L'état sanitaire de notre cité n'est donc pas toujours tout à
fait satisfaisant, et il est du devoir de MM. les édiles de sau-
vegarder la population le plus possible des craintes et des
dangers de maladies épidémiques, quelle qu'en soit la prove-
nance ; qu'elles se développent spontanément, c'est-à-dire
localement, ce qui se produit pour quelques maladies qui
finissent par devenir endémiques, ainsi, la fièvre typhoïde ;
où bien qu'elles résultent de l'importation de germes spécifi-
ques, microbe, bactérie ou bacille, connus ou à trouver,
comme cela a lieu pour les fièvres éruptives, la fièvre jaune,
le choléra. Et encore les opinions, au sujet de cette dernière
maladie, sont-elles en opposition complète; le choléra n'est il
contagieux et épidémique qui si les germes nous viennent des
rives du Gange ? A cette question vitale par excellence, en ce
moment même parmi nos savants académiciens, Hippocrate
répond *Oui*, et Galien dit *Non*. Bien que je ne sois qu'un
modeste praticien, n'hésitant point à dire mon avis, je vous
avouerai que jusqu'à ce jour le premier (aujourd'hui
MM. Fauvel, Proust, Brouardel, Rochard, ces derniers délé-
gués pour étudier l'épidémie actuelle à Toulon et à Marseille)
m'avait paru ne pouvoir avoir tort; mais que d'après les faits
récents bien constatés à Aix et ailleurs, le second (c'est-à-dire
M. J. Guérin qui soutient depuis 1832 la doctrine de l'éclosion
locale de la maladie dans des conditions spéciales) me semblerait avoir raison.

Quoi qu'il en soit, que le choléra ait eu pour origine, d'abord l'Inde où il est endémique, ou en second les Bouches-du-Rhône, nous n'avons plus d'illusions à nous faire : Avec la facilité de nos communications et de nos échanges, il n'est plus aucune localité où le choléra ne puisse être importé, et lorsque les conditions hygiéniques laissent à désirer y prendre des proportions d'autant plus grandes, qu'il s'agira d'une première atteinte sur une population d'avantage prédisposée pour ce motif à la contagion.

On ne peut donc contester l'urgence qui s'impose à tous les mandataires de combattre les causes d'insalubrité et de mortalité partout où elles existent, hameau, bourg, village ou cité, que quel soit le chiffre de la population de ces agglomérations.

2' La seconde objection est moins sérieuse et bien moins importante : ce n'est qu'une question monétaire.

Nous répondrons à ceux qui prétendent que le budget de la ville est obéré, que les caisses sont vides : Les ressources n'ont pas manqué quand il fut question il y a quelques années d'embellissements, que j'admire d'ailleurs, tels que le dégagement de la cathédrale, la construction d'un escalier monumental, le déplacement des tribunaux et de la prison, et cela dans le but d'agrandir le palais d'un puissant dignitaire, dont une de nos places doit nous conserver le nom et le souvenir. Plus tard l'argent n'a pas fait défaut d'avantage pour les travaux encore utiles, l'établissement de fontaines nouvelles par béliers hydrauliques, l'amélioration de la voirie, la création d'écoles un peu trop *monumentales*.

Aujourd'hui donc, en vue de travaux encore plus essentiels, puisqu'ils ont pour but la conservation de la santé et de la vie des personnes, nous aurons à recourir à tous les moyens : Souscriptions particulières, subvention de l'Etat, Emprunt, Loterie s'il le faut. Mais surtout, et j'y insiste en finissant, nous devons nous montrer parcimonieux, presque avares dans le vote des allocations budgétaires. Il n'est plus permis au Conseil d'ériger aucune statue, encore moins de faire des fêtes dansantes et des illuminations à giorno, avant d'avoir assuré le complet assainissement de notre ville.

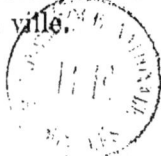